VALORACIÓN DE LA INCAPACIDAD LABORAL EN PACIENTES CON FIBROMIALGIA: FACTORES A TENER EN CUENTA

Manuel Romero Jurado

ÍNDICE

INTRODUCCIÓN

OBJETIVOS

Objetivo Principal

Objetivos Secundarios

METODOLOGÍA

RESULTADOS

Diferentes Grados de Invalidez E Incapacidad laboral

Incapacidad laboral

Conceptos básicos

Incapacidad Temporal

Requisitos para acceder a la Incapacidad Temporal

Duración de la Incapacidad Temporal

Incapacidad Permanente

Grados de Incapacidad Permanente

Incapacidad Permanente Parcial para la profesión habitual

Incapacidad Permanente Total para la profesión habitual

Incapacidad Permanente Absoluta para todo trabajo

Gran Invalidez

Concepto actual, criterios diagnósticos y subtipos de Fibromialgia

Concepto de Fibromialgia

Evaluación inicial

Evaluación adicional

Criterios de Clasificación y Diagnósticos

Subtipos de Fibromialgia

Etiopatogenia y Fisiopatología

Predisposición genética

Alteraciones del procesamiento del dolor

Trastornos del sueño

Alteraciones Neuro-hormonales

La disfunción del Sistema Nervioso Autónomo

Cambios del Sistema Inmunitario

Mecanismos de dolor periférico

Manifestaciones clínicas

Impacto de la Fibromialgia

Impacto sobre el estado de Salud

Impacto familiar

Impacto laboral

Impacto sobre el Sistema Sanitario

Impacto laboral de la Fibromialgia

Visión actualizada del tratamiento integral y personalizado de la Fibromialgia

DISCUSIÓN

CONCLUSIONES

BIBLIOGRAFÍA

INTRODUCCIÓN

La Fibromialgia (FM) es una enfermedad reconocida por la Organización Mundial de la Salud en 1992 (ICD-10: código M79.7) y clasificada por la Asociación Internacional para el Estudio del Dolor (I.A.S.P) en 1994 con el código X33.X8.a.

Actualmente se considera como una de las patologías más representativas del dolor crónico e incapacitante en la población general de los países desarrollados.

Podemos definir la enfermedad como una importante alteración del sistema nociceptivo que conduce al paciente a presentar dolor intenso de manera continua, activación permanente del sistema de alerta y agotamiento del sistema de control, y como consecuencia alteración del descanso nocturno, cansancio o fatiga y alteraciones emocionales y cognitivas.

Se trata de una enfermedad muy frecuente que afecta en España aproximadamente al 2,4% de la población adulta, siendo mucho más frecuente en mujeres que en hombres con una proporción de 9:1. En la actualidad no se conoce la causa exacta de este padecimiento, pero los principales factores de riesgo de la enfermedad son: género femenino, antecedentes familiares, dolor regional crónico o recurrente y estrés psicosocial.

En cuanto al impacto socioeconómico de la FM destacar que la calidad de vida se encuentra ampliamente afectada, especialmente en áreas de función física, actividad intelectual, estado emocional y calidad del sueño, lo que influye determinantemente sobre la **capacidad laboral**, así como la vida familiar y social.

Al igual que otros trastornos musculoesqueléticos de partes blandas, la fibromialgia ha originado controversia en el ámbito de la evaluación de la capacidad laboral, y emerge como un verdadero problema médico-legal en algunos países. No obstante, en los países desarrollados sigue

siendo una importante causa de incapacidad laboral debido a su alta prevalencia, la percepción de malestar experimentada por el paciente, la pobre función física referida por este, la astenia, la alteración de la memoria y de la capacidad de concentración y la frecuente asociación con la migraña y colon irritable.

Atendiendo a lo anteriormente expuesto, considero de gran interés, desarrollar un manual que se centre en la **VALORACIÓN DE LA INCAPACIDAD LABORAL EN PACIENTES CON FIBROMIALGIA,** así como los **FACTORES A TENER EN CUENTA**

OBJETIVOS

Objetivo Principal

Aportar los conocimientos necesarios para la realización de una correcta valoración de la incapacidad laboral en los pacientes con Fibromialgia.

Objetivos Secundarios

- Definir los principales grados de Incapacidad
- facilitar una visión actualizada de la enfermedad para su correcta aplicación:
    - Describir el concepto actual de Fibromialgia y poner en conocimiento los actuales criterios diagnósticos, así como los diferentes subtipos
    - Actualizar la etiopatogenia y su fisiopatología
    - Describir el amplio espectro de manifestaciones
    - Atender las comorbilidades
    - Evaluar el Impacto de la Fibromialgia y poner en conocimiento los principales cuestionarios de valoración de la enfermedad.
    - Introducir una nueva visión al tratamiento integral y personalizad

METODOLOGÍA

Ante la necesidad de facilitar la valoración de la Incapacidad Laboral en pacientes con FM, se plantea establecer un documento cuyos objetivos se encuentran descritos en el apartado anterior. Para lo cual se realiza una búsqueda bibliográfica en las siguientes fuentes documentales:

- PubMed.gov. US National Library of Medicine National Institutes of Health.
- Cochrane Library
- Ovid SPMEDLINE
- Embase
- UptoDate
- Tesis Doctorales: TESEO
- Biblioteca Cochrane

Para lo cual se utilizaron los siguientes descriptores o palabras claves:

- Fibromialgia
- Fibromialgia y valoración del daño corporal
- Fibromialgia e Incapacidad Laboral
- Fibromialgia e Impacto laboral

Los objetivos de la revisión fueron los siguientes:

- Obtener y resumir la información disponible sobre el tema.
- Identificar los aspectos relevantes conocidos, desconocidos y controvertidos.
- Identificar las aproximaciones teóricas sobre el tema.
- Identificar las variables asociadas
- Obtener la evidencia disponible sobre el tema del estudio.
- Dar respuesta a nuevas preguntas planteadas.

Sólo se aceptaron las publicaciones en revistas disponibles en Index Medicus/MEDLINE.
Del mismo modo también se utilizó como documentación de estudio:

- Documento sobre FIBROMIALGIA del MINISTERIO DE SANIDAD, POLÍTICA SOCIAL E IGUALDAD. ISBN: 978-84-7670-717-3 del año 2011.
- Guia de VALORACIÓN DE INCAPACIDAD TEMPORAL PARA MÉDICOS DE ATENCIÓN PRIMARIA (2ª Edición) del Instituto de Salud Carlos III, editado por la Escuela Nacional de Medicina del Trabajo.
- Material didáctico del Instituto de Formación IL3 de la Universitat de Barcelona.

RESULTADOS

Diferentes Grados de Invalidez e incapacidad laboral.

Incapacidad Laboral

Se define como el *estado transitorio o permanente de una persona que, por accidente o enfermedad, queda mermada en su capacidad laboral.* Conceptualmente puede entenderse la incapacidad laboral como un desequilibrio entre las capacidades funcionales y los requerimientos de un puesto de trabajo, pudiendo ser ese desequilibrio transitorio (incapacidad laboral temporal) o permanente (incapacidad laboral permanente).

El diccionario de la Real Academia Española recoge *incapacidad laboral* como un término de Derecho: *Situación de enfermedad o de padecimiento físico o psíquico que impide a una persona, de manera transitoria o definitiva, realizar una actividad profesional y que normalmente da derecho a una prestación de la Seguridad Social.*

Conceptos básicos

Incapacidad Temporal: Situación del trabajador que se encuentra temporalmente impedido para el trabajo y recibe asistencia sanitaria de la Seguridad Social

Incapacidad Permanente: Situación del trabajador que, después de haber sido sometido al tratamiento prescrito, presenta reducciones anatómicas o funcionales graves, susceptibles de determinación objetiva y previsiblemente definitivas, que disminuyan o anulen su capacidad laboral.

Contingencia: Se entiende como contingencia las distintas maneras de protección de una baja por IT. Se consideran dos tipos de **contingencias** o causas que pueden originar incapacidad laboral:

— Contingencias Profesionales:

• Enfermedad Profesional.

• Accidente de Trabajo.

— Contingencias Comunes:

• Enfermedad Común.

• Accidente no laboral.

Enfermedad Profesional: La contraída a consecuencia del trabajo ejecutado por cuenta ajena en las actividades que se especifiquen en el cuadro que se apruebe por las disposiciones legales *(Cuadro de Enfermedades Profesionales: Real Decreto 1299/2006, de 10 de noviembre)* y que esté provocada por la acción de los elementos o sustancias que en dicho cuadro se indiquen para cada enfermedad profesional.

Accidente de Trabajo: Toda lesión corporal que el trabajador sufra con ocasión o por consecuencia del trabajo que ejecute.

Se incluyen aquí:

- Los que sufra el trabajador al ir o al volver del lugar de trabajo.
- Los que sufra el trabajador con ocasión o como consecuencia del desempeño de cargos electivos de carácter sindical, así como los ocurridos al ir o al volver del lugar en que se ejerciten las funciones propias de dichos cargos.
- Los ocurridos con ocasión o por consecuencia de las tareas que, aun siendo distintas a las de su categoría profesional, ejecute el trabajador en cumplimiento de las órdenes del empresario o espontáneamente en interés del buen funcionamiento de la empresa.
- Los acaecidos en actos de salvamento y en otros de naturaleza análoga, cuando unos y otros tengan conexión con el trabajo.
- Las enfermedades, no incluidas en el artículo siguiente, que contraiga el trabajador con motivo de la realización de su trabajo, siempre que se pruebe que la enfermedad tuvo por causa exclusiva la ejecución del mismo.

- Las enfermedades o defectos, padecidos con anterioridad por el trabajador, que se agraven como consecuencia de la lesión constitutiva del accidente.
- Las consecuencias del accidente que resulten modificadas en su naturaleza, duración, gravedad o terminación, por enfermedades intercurrentes, que constituyan complicaciones derivadas del proceso patológico determinado por el accidente mismo o tengan su origen en afecciones adquiridas en el nuevo medio en que se haya situado el paciente para su curación.

Enfermedad Común: Alteraciones de la salud que no tengan la consideración de Enfermedad Profesional ni de Accidente de Trabajo.

Accidente no laboral: El que, conforme al artículo 115 de la LGSS, no tenga la consideración de Accidente de Trabajo".

Incapacidad Temporal

Prestación económica encuadrada en el Sistema Nacional de Seguridad Social.

La Ley General de la Seguridad Social en su artículo n.o 128 enumera las situaciones que pueden ser determinantes de Incapacidad Temporal (IT) y, por tanto, dar derecho a una prestación económica de la Seguridad Social:

— Las debidas a enfermedad común o profesional y a accidente, sea o no de trabajo, **mientras el trabajador reciba asistencia sanitaria de la Seguridad Social** y esté **impedido para el trabajo**, con una duración máxima de trescientos sesenta y cinco días, prorrogables por otros ciento ochenta días cuando se presuma que durante ellos el trabajador pueda ser dado de alta médica por curación.

— Los períodos de observación por enfermedad profesional en los que se prescriba la baja en el trabajo durante los mismos, con una duración máxima de seis meses, prorrogables por otros seis cuando se estime necesario para el estudio y diagnóstico de la enfermedad. Así pues, podemos observar cómo es preciso que se cumplan **dos condiciones indispensables** para que, dentro del marco jurídico de la Seguridad

Social, se reconozca la situación de IT:

- Que las consecuencias de la enfermedad o accidente produzcan una alteración de la salud de tal intensidad que, a juicio médico, el paciente esté *impedido para el trabajo*, de modo que se justifique el alejamiento temporal de su puesto de trabajo. Es decir, cualquier alteración de la salud del trabajador NO COMPORTA AUTOMÁTICAMENTE el nacimiento de la prestación por incapacidad temporal.
- Que dichas alteraciones precisen asistencia sanitaria de la Seguridad Social. Se admite, no obstante, que la asistencia sanitaria se preste por medios privados siempre que el control de la situación se realice por el facultativo del Servicio Público de Salud.

Requisitos para acceder a la Incapacidad Temporal

- Tienen derecho a la prestación por incapacidad temporal los trabajadores integrados en cualquier régimen de la Seguridad Social que se encuentren en la situación clínico-laboral referida en el concepto de incapacidad temporal y que además cumplan 2 requisitos:
  o Estar afiliado y en alta o situación asimilada al alta en un régimen de la Seguridad Social.
  o En caso de Enfermedad Común, acreditar un periodo mínimo de cotización previo de 180 días en los cinco años inmediatamente anteriores al momento del hecho causante (fecha de la baja médica, en general).

En el supuesto de accidente, sea o no de trabajo, o de enfermedad profesional, no se exige ningún período previo de cotización.

Duración de la incapacidad temporal

Artículo 128 de la LGSS: **365 días prorrogables por, como máximo, otros 180 días** (si se prevé que en ese período prorrogado se puede producir la mejoría del trabajador para ser dado de Alta). En todo caso, la duración máxima de la incapacidad temporal será de 365 + 180 = 545 días.

Según el artículo 128.1 de la Ley General de la Seguridad Social el único organismo competente para realizar la prórroga, llegados los 365 días, es el Instituto Nacional de la Seguridad Social.

Incapacidad Permanente

La Ley General de la Seguridad Social en su artículo 134, número 1, define la incapacidad permanente en su modalidad contributiva, como la situación del trabajador que:

- Después de haber estado sometido al tratamiento prescrito y haber sido dado de alta médicamente.
- Presenta reducciones anatómicas o funcionales graves, susceptibles de determinación objetiva:
    - Previsiblemente definitivas.
    - Que disminuyan o anulen su capacidad laboral.

Grados de incapacidad Permanente

- Incapacidad Permanente Parcial para la Profesión habitual
- Incapacidad Permanente Total para la Profesión habitual
- Incapacidad Permanente Absoluta para todo trabajo
- Gran Invalidez

Incapacidad Permanente Parcial para la Profesión habitual

Se entenderá por incapacidad permanente parcial para la profesión habitual aquella que, sin alcanzar el grado de total, ocasiona al trabajador una disminución no inferior al 33 por 100 en su rendimiento normal para dicha profesión, sin impedirle la realización de las tareas fundamentales de la misma.

Incapacidad Permanente Total para la Profesión habitual

Se entenderá por incapacidad permanente total para la profesión habitual aquella que inhabilite al trabajador para la realización de todas o las fundamentales tareas de dicha profesión, siempre que pueda dedicarse a otra distinta.

Es reiterada doctrina jurisprudencial, establecida por la Sala de lo Social del Tribunal Supremo, la de que a los efectos de la declaración de una incapacidad permanente como «total» debe partirse de que:

a) La valoración de la incapacidad permanente ha de realizarse atendiendo fundamentalmente a las limitaciones funcionales derivadas de los padecimientos del trabajador, en cuanto tales limitaciones son las que determinan la efectiva restricción de la capacidad de ganancia.

b) Han de ponerse en relación las limitaciones funcionales resultantes con los requerimientos de las tareas que constituyen el núcleo de la concreta profesión.

c) La aptitud para el desempeño de la actividad laboral habitual de un trabajador implica la posibilidad de llevar a cabo todas o las fundamentales tareas de la misma con profesionalidad y con unas exigencias mínimas de continuidad, dedicación, rendimiento y eficacia.

La imposibilidad de realizar funciones o tareas fundamentales para la profesión habitual no se refiere exclusivamente a una actividad física, sino a la aptitud de realizarla con un mínimo de eficacia. La **aptitud laboral** no es abstracta, sino que ha de referirse al dato fáctico relativo al trabajo efectuado u ocupación ejercitada, no significando solo que las lesiones determinen disminución de rendimiento –lo cual ocurre en la parcial–, sino la imposibilidad de hacerlo en su profesión, mas con aptitud residual que «tenga relevancia suficiente y trascendencia tal que no impida al trabajador concertar relaciones de trabajo futuro».

Incapacidad Permanente Absoluta para todo trabajo

Se entenderá por incapacidad permanente absoluta para todo trabajo la que inhabilite por completo al trabajador para toda profesión u oficio.

Gran Invalidez

Se entenderá incluido en la gran invalidez al trabajador que, por consecuencia de pérdidas anatómicas o funcionales, necesite la asistencia de otra persona para realizar los actos más esenciales de la vida, tales como vestirse, desplazarse, comer o análogos.

Para efectuar la calificación de gran invalidez, hay que tener en cuenta que:

a) Las disminuciones anatómico-funcionales condicionen la existencia de la gran invalidez.

b) Las secuelas han de impedir la satisfacción de las necesidades primarias e ineludibles para poder subsistir o ejecutar los actos indispensables a la guarda de la dignidad, la higiene y el decoro que corresponden a la humana convivencia.

c) El incremento va destinado a remunerar a quien atienda al interesado pudiendo autorizarse, siempre que se considere conveniente en beneficio del mismo, la sustitución del incremento por su alojamiento y cuidado en régimen de internado, en una institución asistencial pública del Sistema de la Seguridad Social financiada con cargo a sus presupuestos.

Concepto actual, criterios diagnósticos y subtipos de Fibromialgia

Concepto de Fibromialgia

La fibromialgia (FM) es un síndrome de dolor crónico benigno reconocido como enfermedad reumática por la **Organización Mundial de la Salud** en 1992 (ICD-10: código M79.7) y el **American College of Rheumatology (ACR)** (1). Actualmente constituye una de las patologías más representativas del dolor intenso crónico en la población y uno de los problemas socio-sanitarios más importantes en los países desarrollados.

Si nos remontamos a la historia, las primeras descripciones de esta enfermedad fueron realizadas por William Blafour en 1815, posteriormente Willian Gowers hace referencia a ella en un artículo publicado en **British Medical Journal** ("A lectura on lumbago. Its lessors and analogues. Br Med J 1904; 1:117-121") (2), describiéndola como una inflamación del tejido fibroso, que motivó su primer nombre: Fibrositis. Más tarde, al no detectarse ningún componente inflamatorio se empezó a denominar como Fibromialgia.

Actualmente la enfermedad se puede definir como un disfunción profunda y extensa del sistema nociceptivo que hace que el paciente presente dolor continuo e intenso, activación permanente del sistema de alerta y agotamiento de los mecanismos de control, y como consecuencia aparecen alteraciones en el descanso nocturno, cansancio o fatiga intensa y alteraciones de la esfera cognitiva y emocionales. Esto hace que se produzca en la mayoría de los casos un fracaso en los mecanismos de adaptación.

Evaluación Inicial

El diagnóstico de la FM se realiza exclusivamente por la **clínica**, para lo cual se precisa la realización de una **anamnesis y exploración física completa**, junto a la realización de pruebas de laboratorio para excluir otras patologías que simulen la enfermedad y que deberían ser incluidas en su diagnóstico diferencial (3).

En cuanto a las **manifestaciones clínicas**, hay que tener en cuenta la presencia de dolor osteomuscular crónico generalizado, cansancio intenso, alteraciones del sueño, rigidez matutina con sensación de falta de descanso nocturno. Así como, alteraciones cognitivas, falta de concentración, olvidos frecuentes, ansiedad y sintomatología depresiva suelen ser una constante en los pacientes que acuden al especialista en su primera visita.

La exploración física no nos aporta información imprescindible para el diagnóstico, debido a que no encontramos ningún dato objetivo. Es frecuente la presencia de hiperalgesia (dolor excesivo ante estímulos poco dolorosos), y sólo algunos pacientes alodinia (dolor con estímulos no dolorosos). Del mismo modo, es frecuente que apreciemos limitación de la movilidad articular y contracturas musculares a la palpación, siendo estos hallazgos frecuentes en otros procesos. Hasta hace algún tiempo, se ha empleado la presión dolorosa en determinadas zonas de inserción de músculos y ligamentos (los llamados puntos dolorosos), como un dato de la exploración característica, e incluso han formado parte de los antiguos criterios diagnósticos de FM.

En cuanto a las **pruebas complementarias**, no hay ninguna prueba de laboratorio ni hallazgo radiográfico patológico ni específico, motivo por el cual, se deben realizar las mínimas pruebas posibles. A menudo, la derivación a un especialista (reumatólogo) es más rentable que solicitar múltiples estudios de laboratorio e imágenes si se sospecha otro tipo de trastornos. Las pruebas se realizan principalmente para excluir una enfermedad asociada u otra enfermedad que pueda imitar a la FM, porque la FM en sí misma no causa ninguna anomalía en las pruebas de laboratorio o las imágenes. En la visita inicial es recomendable la realización de las siguientes pruebas de laboratorio:

- **Hemograma**
- **Bioquímica básica**
- **Reactantes de Fase Aguda** : Velocidad de Sedimentación Eritrocitaria (VSG) y Proteina C-reactiva (PCR)
  Dado que la FM no es una enfermedad inflamatoria, la obtención de los reactantes de fase aguda normal, proporcionan de inmediato la confianza suficiente para descartar que exista un trastorno inflamatorio oculto.

- **Pruebas serológicas**, como **anticuerpos antinucleares (ANA)** y el **factor reumatoide (FR)**, deben solicitarse solo si la historia clínica y el examen físico sugiere una enfermedad reumática inflamatoria. No obstante, debemos de tener en cuenta que estas pruebas son positivas en personas sanas, teniendo por si solas un valor predictivo muy pobre a menos que exista una sospecha clínica significativa de una enfermedad reumática sistémica.
- En los pacientes donde exista la sospecha de **enfermedad tiroidea** o enfermedad **muscular inflamatoria**, debería solicitarse las pruebas de función tiroidea o una creatincinasa respectivamente

Evaluación adicional

Los resultados de la evaluación inicial determinarán qué evaluación adicional puede ser necesaria. Como por ejemplo:

- Los pacientes con síntomas de apnea obstructiva del sueño y piernas inquietas o movimientos repetitivos de las extremidades deben ser derivados para una evaluación formal del sueño, que puede incluir un polisomnograma durante la noche (4).
- Los pacientes sospechosos de un trastorno psiquiátrico no diagnosticado, como depresión o ansiedad, deben someterse a

una evaluación y tratamiento adicionales por parte de un experto experimentado (5).

- La disfunción del sistema nervioso autónomo, que puede presentarse con síntomas de ortostasis, taquicardia o palpitaciones, se ha observado en pacientes con FM. Sin embargo, no existen pruebas de detección apropiadas que no sean la presión arterial y la toma de la frecuencia cardíaca cuando los pacientes están recostados y de pie. En individuos seleccionados que exhiben estos hallazgos, la referencia a un experto, como un cardiólogo o neurólogo, está indicada para una evaluación adicional.

Criterios de Clasificación y Diagnósticos

En un intento de proporcionar cierta homogeneidad a las poblaciones de pacientes que participaban en los estudios clínicos, se han desarrollado y probado diversos criterios de clasificación para FM. Del mismo modo, estos criterios se han convertido en la práctica clínica en una herramienta válida para el diagnóstico de estos pacientes.

Los criterios de clasificación de la **American College of Rheumatology (ACR)** para la fibromialgia fueron publicados en **1990** y se han utilizado en la mayoría de los ensayos clínicos y terapéuticos realizados hasta el momento (6). En cambio son menos útiles para diagnosticar FM en la práctica clínica habitual.

Los criterios ACR se basaron en las opiniones de los expertos reumatólogos sobre los hallazgos óptimos históricos y físicos que podrían diferenciar a los pacientes con FM de aquellos con otras enfermedades reumáticas y formas de dolor crónico.

Los criterios de clasificación finales de 1990 ACR para la FM incluyeron:

- *Historia de dolor generalizado*

Definición: el dolor se considera generalizado cuando están presentes todos los siguientes aspectos: dolor en el lado izquierdo del cuerpo, dolor en el lado derecho del cuerpo, dolor arriba de la cintura y dolor debajo de la cintura. Además, debe haber dolor en el esqueleto axial (columna cervical o tórax anterior, o columna dorsal o lumbar). En esta definición el dolor de hombro y el dolor en los glúteos se considera como dolor en cada lado afectado. El dolor de la lumbalgia se considera como "dolor por debajo dela cintura".

- **Dolor en 11 de los 18 puntos dolorosos a la palpación digital**

Definición: debe haber dolor en la palpación digital al menos en 11 de los 18 puntos dolorosos siguientes (Figura 1):

- ✓ **Occipucio:** bilateral, en la inserción muscular suboccipital.
- ✓ **Cervical bajo:** bilateral, en la cara anterior de los espacios intertransversos de C5-C7.
- ✓ **Trapecio:** bilateral, en el origen, arriba de la espina escapular cerca del borde medial.
- ✓ **Supraespinoso:** bilateral, en el origen, arriba de la espina escapular cerca del borde medial.
- ✓ **Segunda costilla:** bilateral, en la segunda unión costocondral, justo lateral a la unión sobre la superficie superior.
- ✓ **Epicóndilo lateral:** bilateral, a 2cm de distancia de los epicóndilos.
- ✓ **Glúteos:** bilateral, en el cuadrante superoexterno de la nalga en el pliegue anterior del músculo.
- ✓ **Trocánter mayor:** bilateral, posterior a la eminencia trocantérea.
- ✓ **Rodilla:** bilateral, en la cara lateral interna de la rodilla, proximal a la línea articular.

La palpación digital debe realizarse con una fuerza aproximada de 4kg
Para considerar punto doloroso como "positivo", el paciente debe afirmar que la palpación fue dolorosa. La sensación de dolor no debe considerarse sinónimo de "doloroso".

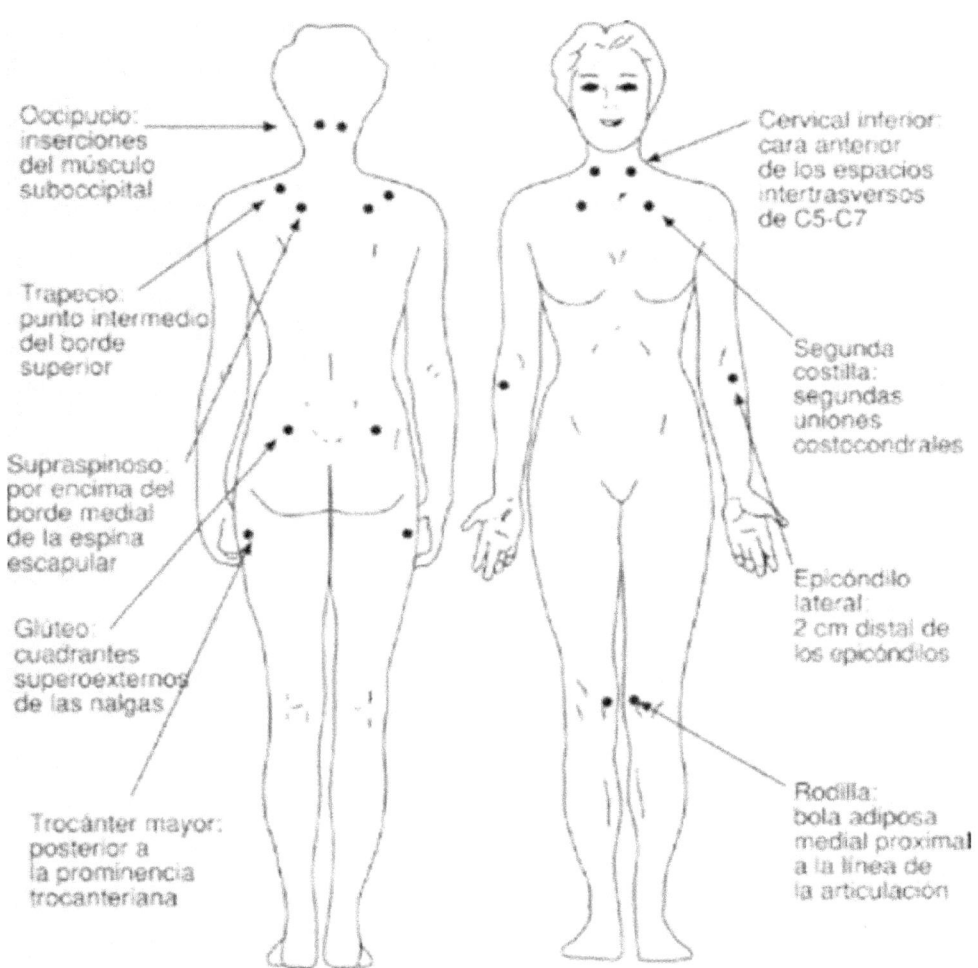

Figura 1

Para propósito de clasificación, se puede considerar que un paciente presenta FM cuando presenta ambos criterios, si bien el dolor generalizado debe haber estado presente al menos durante tres meses. La presencia de otro padecimiento no excluye el diagnóstico de FM. Los criterios tienen una sensibilidad del 88,4% y una especificidad del 81,1%.

Recientemente, algunos investigadores han abogado por no utilizar los criterios de clasificación ACR de 1990, argumentando que el diagnóstico de FM no debe depender exclusivamente de los síntomas (7). En la practica clínica, a menudo no se realizan los recuentos de los puntos sensibles, y la mayoría de los médicos no se encuentran entrenados para la realización de forma correcta dicha exploración. Debido a esto, recientemente han aparecido publicados los **Criterios diagnósticos preliminares de ACR para 2010**. Estos nuevos criterios proporcionan un enfoque alternativo para el diagnóstico y clasificación de esta patología, que no requiere un examen de los puntos sensibles, proporcionando en su lugar una escala para la medición de la severidad de los síntomas característicos de la FM. Del mismo modo, también reconocen la importancia de los problemas cognitivos y síntomas somáticos en pacientes con FM que no fueron considerados en los criterios de clasificación de 1990.

Wolfe et al., Arthritis Care Res 2010;62:600-10

Atendiendo a estos nuevos criterios, un paciente cumple criterios diagnósticos para fibromialgia si están presentes las siguientes tres condiciones:

1. Índice de Dolor Generalizado (Widespread Pain Index – WPI) ≥ 7 e índice de Gravedad de Síntomas (Symtom Severity Score- SS Score) ≥ 5 ó WPI 3-6 y SS ≥ 9.
2. Los síntomas han estado presentes, en un nivel similar, durante los últimos tres meses.
3. El enfermo no tiene otra patología que pueda explicar el dolor.

Comprobación

Índice de dolor generalizado (Widespread Pain Index – WPI) **(0- 19)**

Se calcula sumando el número de áreas, de un total de 19, en los que el paciente ha tenido dolor en la última semana.
Áreas (Figura 2) : Cintura Escapular Izquierda, Cintura Escapular Derecha, Pierna Inferior Izquierda, Pierna Inferior
Derecha, Brazo Superior Izquierdo, Brazo Superior Derecho, Mandíbula Izquierda, Mandíbula Derecha, Brazo Inferior Izquierdo,

Brazo Inferior Derecho, Pecho (Tórax), Abdómen, Cadera (glúteo/trocánter)Izquierda, Cadera (glúteo/trocánter)Derecha, Cuello (nuca y cara anterior), Espalda Superior, Espalda Inferior, Pierna Superior Izquierda, y Pierna Superior Derecha.

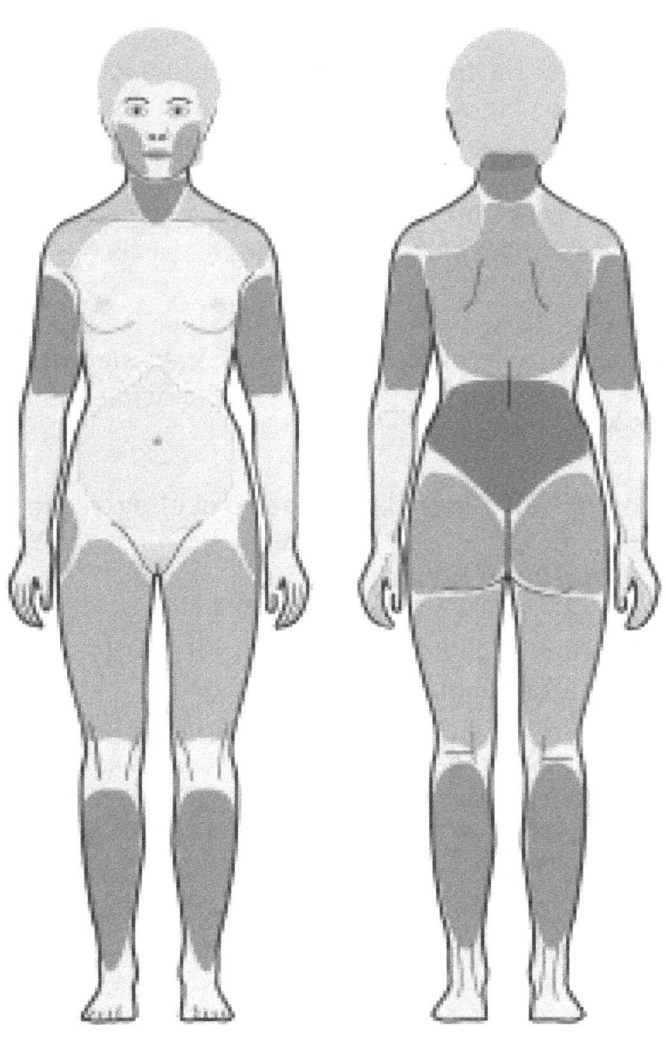

Figura 2

Gravedad de los síntomas (Symtom Severity Score- SS Score) (0-12)
SS Score :
Se calcula sumando la puntuación de los 3 principales síntomas (0-9): fatiga o cansancio; sueño no reparador y síntomas cognitivos más la puntiación de (0-3) alcanzada por la presencia de síntomas somáticos*.

- ✓ Fatiga o cansancio
- ✓ Sueño no reparador (levantarse cansado por la mañana)
- ✓ Síntomas cognitivos (se consideran como síntomas cognitivos: déficit de atención, distracción, déficit de memoria reciente)

Para cada uno de los **tres síntomas indicados**, elija el nivel de gravedad durante la pasada semana, en base a la siguiente escala:

0 = Sin problemas; 1= Leve, casi siempre leve o intermitente; 2= Moderado, produce problemas considerables, casi siempre presente a nivel moderado. 3= Grave, persistente, afectación continua, gran afectación de la calidad de vida.

Síntomas somáticos* en general, indicando si el paciente presenta:

- ✓ 0= Asintomático (0 síntomas)
- ✓ 1=Pocos síntomas (entre 1 y 10)
- ✓ 2=Un número moderado de síntomas (entre 11 y 24)
- ✓ 3=Un gran acumulo de síntomas (25 o más)

A pesar de la publicación de estos nuevos criterios diagnósticos, es importante tener en cuenta que la sensibilidad y especificidad no es igual a los criterios ACR 1990, por lo que los propios autores expresan que los criterios que han venido utilizándose hasta la fecha deberían seguir aplicándose junto con estos nuevos, sobre todo en labores de investigación y para una mayor precisión diagnóstica.

*Dolor muscular, Síndrome de Colon Irritable, Fatiga / agotamiento, Problemas de comprensión o memoria, Debilidad muscular, Dolor de cabeza, Calambres abdominales, Entumecimiento/hormigueo, Mareo, Insomnio, Depresión, Estreñimiento, Dolor epigástrico, Nauseas, Ansiedad, Dolor torácico, Visión borrosa, Diarrea, Boca seca, Picores, Sibilancias, Fenómeno de Raynaud, Urticaria, Tinnitus, Vómitos, Acidez de estómago, Aftas orales, Pérdida o cambios en el gusto, Convulsiones, Ojo seco, Respiración entrecortada, Pérdida de apetito, Erupciones /

Rash, Intolerancia al sol, Trastornos auditivos, Equimosis frecuentes, Caída del cabello, Micción frecuente, Micción dolorosa, Espasmos vesicales.

Subtipos de Fibromialgia (8)

Los criterios de clasificación de la ACR han desempeñado un importante papel en cuanto a situar a la fibromialgia como una enfermedad reconocida como tal dentro del ámbito de la medicina, permitiendo en gran medida el desarrollo de múltiples trabajos de investigación. Sin embargo, como ya se ha comentado con anterioridad, fueron elaborados casi exclusivamente con este fin. Posteriormente, tal como fue expuesto en el apartado anterior, aparecieron los nuevos criterios diagnósticos que introducían algunas variante. No obstante, nos enfrentábamos al problema de la gran heterogeneidad entre los pacientes en cuanto a sus manifestaciones clínicas, que nos apremiaba a realizar adaptaciones de la definición y agrupamientos clínicos que faciliten en cierto modo el tratamiento personalizado de la enfermedad. A partir de aquí sean venido realizando diferentes propuestas en cuanto a la creación de diferentes subgrupos o subtipos, los cuales se describen a continuación.

Clasificación de Giesecke et (9)

Esta clasificación está basada en variables obtenidas de 3 dominios diferentes:

a) ánimo: mide la depresión mediante la *Center for Epidemiologic Studies Depression Scale* y la ansiedad rasgo evaluada mediante el *State-Trait Personality Inventory;*

b) aspectos cognitivos: evalúa el catastrofismo y el control del dolor mediante las subescalas del mismo nombre del *Coping Strategies Questionnaire,* y

c) variables biológicas: incluye hiperalgesia/sensibilidad al dolor, valorada mediante el dolorímetro y la presión dolorosa aplicada de forma aleatoria a niveles supraumbral.

Al aplicar las diferentes variables expuestas obtenemos **3 grupos** (Tabla 1) que son un buen reflejo de la realidad clínica, debido que incluye aspectos biológicos, cognitivos y psicológicos. Además se ha desarrollado utilizando modelos estadísticos adecuados como el análisis de *clusters*.

Tabla 1	Clasificación de subgrupos de fibromialgia de Giesecke
Grupo 1	Valores moderados de depresión y ansiedad Valores moderados de catastrofismo y control del dolor Baja hiperalgesia/sensibilidad al dolor
Grupo 2	Valores elevados en depresión y ansiedad Valores más elevados de catastrofismo y más bajos de control percibido sobre el dolor Valores más altos de hiperalgesia
Grupo 3	Niveles normales de depresión y ansiedad Muy bajos niveles de catastrofismo y el más elevado control percibido sobre el dolor Elevada hiperalgesia y sensibilidad al dolor

Tabla 1

Clasificación de Müller (10)

Se basa en signos clínicos y síntomas asociados, dividiendo a los pacientes con fibromialgia en 4 subtipos:

a) fibromialgia con extrema sensibilidad al dolor sin asociarse a trastornos psiquiátricos;

b) fibromialgia y depresión relacionada con el dolor comórbido;

c) depresión con síndrome fibromiálgico concomitante,

d) fibromialgia debida a somatización.

Para la elaboración de esta clasificación no se ha utilizado ningún método de análisis estadístico, basándose únicamente en la experiencia clínica del autor. Del mismo modo, el último grupo se utiliza el térmico de somatización, siendo este muy discutido y poco aceptado en los manuales de psiquiatría. Motivo por el cual, se trata de una clasificación poco utilizada y con importantes limitaciones.

Clasificación de Thieme et al (11)

Utilizando el cuestionario *West Haven-Yale Multidimensional Pain Inventory* (MPI) identifica 3 subgrupos:

a) disfuncionales. Son pacientes que perciben como elevada su sensibilidad ante el dolor, describen que el dolor interfiere mucho en sus vidas y reportan un elevado malestar psicológico y escasa actividad debido al dolor;

b) pacientes estresados en el aspecto interpersonal. Consideran que las personas significativas en sus vidas (pareja, padres, hijos, cuidadores en general) no les apoyan demasiado en sus problemas con el dolor. Además presentan trastornos psiquiátricos asociados, y

c) pacientes que realizan un afrontamiento adaptativo. Individuos que sienten que reciben un buen apoyo social, y que describen relativamente bajos niveles de dolor y alta actividad.

Aunque esta clasificación se ha empleado, además de en fibromialgia, en otras enfermedades que cursan con dolor, su principal limitación es que basa la identificación de los grupos en aspectos exclusivamente psicológicos sin incluir variables biológicas.

Clasificación de Hasset et (12)

Está basada en el estilo del balance afectivo *(affect balance style)* utilizando el cuestionario *Positive and Ne- gative Affect Schedule*

(PANAS). Estos autores consideran, basándose en valores normativos de la población, que un afecto positivo (AP) en el PANAS implica una puntuación superior a 35 y un afecto negativo (AN) elevado consiste en obtener una puntuación superior a 18,1. De esta forma se obtienen 4 grupos:

a) sanos: elevado AP/bajo AN;

b) bajos: bajo AP/bajo AN;

c) reactivos: elevado AP/elevado AN, y

d) depresivos: bajo AP/elevado AN.

De nuevo, que la clasificación se limite al uso de un único cuestionario psicológico supone una importante limitación para su uso.

De todas las propuestas de clasificación para Fibromialgia que se han publicado hasta la fecha, a efectos prácticos según el consenso de diferentes expertos (8), la más práctica y de mayor aceptación sería la clasificación de Giesecke.

Etiopatogenia y Fisiopatología

La FM se considera un trastorno de la regulación del dolor, clasificada a menudo bajo el término de **sensibilización central** (13).

Durante gran parte del siglo XX, se pensó que FM era una enfermedad muscular. Sin embargo, los ensayos controlados no encontraron evidencia de anormalidades musculares patológicas o bioquímicas significativas; no obstante, algunos informes sugieren que el estrés oxidativo y la disfunción mitocondrial pueden desempeñar un papel en el proceso de la enfermedad (14).

Predisposición genética:

Una serie de estudios observacionales y biológicos sugieren que el dolor generalizado crónico y la FM tienen, en parte, una base genética (15).

Los familiares de primer grado de pacientes con FM tienen 8.5 veces más probabilidades de tener FM que los familiares de pacientes con artritis reumatoide. La agregación familiar de umbrales disminuidos para el dolor inducido por la presión se ha documentado en familiares de primer grado de los pacientes. Tales informes sugieren un factor hereditario compartido que puede explicar la superposición del dolor crónico y los trastornos del estado de ánimo en las familias. Sin embargo, aún no se ha documentado de manera concluyente ninguna asociación entre el dolor generalizado crónico y cualquier gen implicado.

Alteración en el procesamiento del dolor:

las alteraciones en el procesamiento sensorial del dolor en el sistema nervioso central están presentes en los pacientes con FM, de tal forma que perciben estímulos nocivos, como el calor, la corriente eléctrica o la presión, de forma dolorosa a nivel de intensidad más bajos que los controles sanos (16).

La evidencia del procesamiento alterado del dolor incluye lo siguiente:

Sumación temporal del dolor: los pacientes con FM experimentan aumentos mayores a lo normal en la intensidad en que perciben del dolor cuando se administran estímulos cortos y de forma repetitiva, lo que se denomina sumación temporal del dolor (17).

Disminución de la inhibición endógena del dolor: Los sistemas analgésicos endógenos parecen ser deficientes en FM (18). Hay tanto una reducción en el control inhibitorio nocivo difuso (en el cual disminuye el dolor después de la estimulación con un segundo estímulo agudamente doloroso) como la incapacidad para inhibir los estímulos sensoriales irrelevantes después de la estimulación repetitiva no dolorosa.

Receptores de dolor y neuropéptidos relacionados con el dolor: se han observado cambios en los receptores opiáceos, incluida la regulación positiva en la periferia y una reducción del cerebro (19). La sustancia P, un neuropéptido asociado con estados de dolor crónico, aumenta en el líquido cefalorraquídeo en comparación con los controles

(20). Se ha encontrado un aumento del factor neurotrófico derivado del cerebro y el plasma en FM.

Neuroimagen funcional: mediante técnicas como la resonancia nuclear magnética funcional (MRI) se han demostrado cambios en la activación de las áreas sensibles al dolor del cerebro de los pacientes con FM(21). Las áreas del cerebro que constantemente muestran una mayor activación después del mismo estímulo en pacientes con FM comparado con los controles incluyen la corteza somatosensorial secundaria, la ínsula y la corteza cingulada anterior. Del mismo modo, datos más limitados, utilizando tomografía de emisión de positrones, han demostrado una **menor actividad dopaminérgica** en la respuesta al dolor en pacientes con FM en comparación con los controle (22).

Factores afectivos y cognitivos: se ha podido demostrar que tanto los factores afectivos como cognitivos influyen en el procesamiento del dolor en el sistema nervioso central. En los pacientes con FM y depresión concomitante se ha demostrado un aumento del flujo sanguíneo cerebral en la amígdala y la ínsula anterior, áreas importantes en la respuesta del dolor afectivo. Sin embargo, a diferencia de lo que sucede en los pacientes con FM, la depresión no parece afectar al nivel de activación neuronal en las regiones del dolor sensorial, como la corteza somatosensorial secundaria (23).

El análisis morfométrico por resonancia magnética en pacientes con FM muestra, en comparación con los controles sanos, una reducción significativa en el volumen total de materia gris y un aumento de tres veces superior en la pérdida de la sustancia gris asociada a la edad, lo que sugiere un envejecimiento prematuro del cerebro (24). El grado de pérdida mantenía una relación directa con la mayor duración de la enfermedad. Del mismo modo, también se ha detectado pérdida de la sustancia gris en otros trastornos crónicos relacionados con el dolor y el estrés, siendo esta más prominente en regiones relacionadas con el estrés y el procesamiento del dolor, aunque también se observó en áreas relacionadas con la función cognitiva. Sin embargo, estudios realizados por diferentes investigadores no encontraron variaciones significativa entre los pacientes con FM y los sujetos sin enfermedad al controlar la depresión (25). La disminución de la sustancia gris en pacientes con FM se asoció con tiempos de relajación T1, un marcador de contenido de agua. Aumentos regionales de la sustancia gris del cerebro se asociaron con la concentración del receptor GABAA, indicativo de plasticidad neuronal.

Otro hallazgo importante ha sido la detección mediante **espectroscopia de resonancia magnética de protones**, la presencia de niveles significativamente más altos de glutamina en la ínsula posterior derecha de los enfermos con FM en comparación con los controles sanos. Del mismo modo, se ha demostrado de forma experimental que niveles elevados de glutamato en la ínsula posterior derecha se asocia a umbrales más bajos de dolor a la presión (26). También se ha podido constatar que los niveles de GABA en la ínsula derecha anterior fueron significativamente más bajos en pacientes con FM en comparación con controles sanos (27), habiéndose correlacionado los niveles más altos de GABA de forma positiva positivamente con los umbrales de presióndolor en los pacientes con FM. En imágenes ponderadas por difusión se han demostrado cambios en la sustancia blanca en los cerebros de pacientes con FM que pueden estar asociados con alteraciones en la intensidad del dolor. El grupo de FM demostró anisotropía fraccional inferior en el cuerpo izquierdo del cuerpo calloso. Estos valores se asociaron negativamente con el dolor sensorial, lo que sugiere una alteración de la microestructura de la sustancia blanca y una asociación con la intensidad del dolor clínico (28).

Trastornos del sueño:

En la mayoría de los pacientes con FM se han detectado trastornos del sueño y alteraciones del estado de ánimo que ponen de manifiesto una disfunción subyacente del Sistema Nervioso Central (SNC) (29) . Se ha observado un aumento en los patrones cíclicos alternantes del sueño en la FM y se ha correlacionado con la gravedad de los síntomas (30). Algunos datos sugieren que los patrones de sueño desordenados preceden al desarrollo del dolor y que el sueño y el dolor anormales predicen síntomas depresivos (31).

Alteraciones Neuro-hormonales:

En estos pacientes se ha demostrado anomalías del eje hipotalámico-pituitario-adrenal (HPA) que denota una hiperactividad de la respuesta al estrés (32). Algunas anormalidades neurohormonales que se han detectado se describen a continuación:

- Una correlación entre los niveles cerebroespinales del factor liberador de corticotropina, el dolor sensorial y la variación en la función autonómica en FM que no se asoció con la fatiga crónica (33). La actividad alterada del eje HPA puede estar relacionada con el trauma infantil, especialmente el abuso físico (34).
- Una fuerte correlación entre los niveles de cortisol y el dolor al despertar y una hora después de la vigilia en pacientes con FM en comparación con los controles (35).
- Se han detectado niveles anormales de hormona del crecimiento en algunos estudios (36). En cambio no hay evidencia para sugerir que haya alteraciones en las hormonas sexuales (37).

La disfunción del sistema nervioso autónomo en pacientes con FM es sugerida por lo siguiente:

- Se ha encontrado que los pacientes con FM tienen hipotensión ortostática, y se observó un aumento del dolor en respuesta a la prueba de mesa basculante. Los pacientes con FM también tuvieron valores significativamente anormales en una serie de pruebas autonómicas, según lo determinado por la Escala de Síntomas Autonómicos Compuestos (COMPASS) (38).
- La disminución de la respuesta a la estimulación beta-adrenérgica en aquellos con FM se demostró mediante pruebas in-vitro de la generación de AMP cíclico mediado por receptores beta-adrenérgicos (39).
- Los índices de variabilidad de la frecuencia cardíaca (VFC) nocturna fueron significativamente diferentes en mujeres con FM en comparación con individuos sanos (40). En pacientes con FM, estos parámetros de VFC se correlacionaron con varios síntomas, incluida la gravedad del dolor.

Cambios en el sistema inmunitario:

Hay poca evidencia que respalde el concepto de que la FM es un trastorno mediado inmunológicamente.

Mecanismos de dolor periférico:

Los pacientes con FM a menudo tienen anormalidades focales en el tejido, incluidos los puntos desencadenantes miofasciales, los puntos gatillo de los ligamentos o la osteoartritis de las articulaciones y la columna vertebral. Estos son importantes **generadores de dolor periférico** que pueden iniciar o perpetuar el dolor crónico (41). Otros estudios han encontrado evidencia de cambios neuropáticos periféricos, que incluyen hallazgos de exámenes neurológicos y reducciones en la densidad de fibras nerviosas epidérmicas sugestivas de neuropatía de fibras pequeñas.

Manifestaciones clínicas

la fibromialgia (FM) se caracteriza por dolor musculoesquelético generalizado y fatiga, a menudo acompañada de otros síntomas somáticos, así como trastornos cognitivos y psiquiátricos. El examen físico revela sensibilidad dolorosa en determinadas ubicaciones anatómicas múltiples de tejidos blandos. Las pruebas de laboratorio son normales en ausencia de otras enfermedades.

Algunos trastornos pueden observarse con mayor frecuencia en pacientes con FM que en la población general, así como el síndrome del intestino irritable (SII) y la migraña. Además, ciertas características de otros trastornos comúnmente asociados pueden simular o exacerbar los síntomas de FM, como el dolor musculoesquelético en pacientes con formas crónicas de artritis; y trastornos del sueño y fatiga en pacientes con depresión, apnea obstructiva del sueño o síndrome de piernas inquietas.

Dolor musculoesquelético generalizado: es la manifestación cardinal de FM, afectando a ambos lados del cuerpo y se presenta por encima y por debajo de la cintura. Sin embargo, el dolor puede ser inicialmente localizado, a menudo en el cuello y los hombros. Las descripciones comunes de los pacientes incluyen "Siento como si me doliera todo" o "parece que siempre tengo la gripe". Los pacientes típicamente refieren el dolor de localización muscular, pero a menudo afirman que les duelen las articulaciones, y algunas veces describen hinchazón en las mismas, aunque la sinovitis no se encuentra presente en la exploración física.

Fatiga: constituye el otro síntoma fundamental de la FM. Predominantemente aparece al despertarse por la mañana, aunque también puede aparecer a media tarde. La realización de actividades que aparentemente son de baja intensidad, en estos pacientes agravan el dolor y la fatiga, aunque la inactividad prolongada también aumenta los síntomas. Los pacientes presentan rigidez matutina y refieren no encontrarse descansados, incluso si han dormido de 8 a 10 horas. Los pacientes con FM característicamente duermen "ligeramente", se despiertan con frecuencia durante la madrugada y tienen dificultades para volver a dormirse. De tal forma que suelen referir: "No importa cuánto duerma, me levanto como si me hubiera atropellado un camión".

Alteraciones cognitivas: las alteraciones cognitivas están presentes en la mayoría de los pacientes. A menudo se conocen como "fibro-niebla". Los pacientes generalmente describen problemas de atención y dificultad para realizar tareas que requieren cambios de pensamiento rápidos. Las pruebas neuropsicológicas revelan anormalidades que son algo diferentes de las encontradas en los trastornos psiquiátricos (42).

Síntomas psiquiátricos: la depresión y/o la ansiedad están presentes en 30 a 50 por ciento de los pacientes en el momento del diagnóstico (43). Los trastornos del estado de ánimo también están asociados con la gravedad de los síntomas de FM.

Dolor de cabeza: se encuentra presentes en más del 50 por ciento de los pacientes e incluye migraña y cefalea de tipo tensional (44).

Parestesias: la refieren como entumecimiento, hormigueo, ardor o escalofríos, especialmente en ambos brazos y ambas piernas. Sin embargo, a menos que exista un trastorno neurológico concurrente, como el síndrome del túnel carpiano o una radiculopatía cervical, la exploración neurológica resulta absolutamente normal.

Otros síntomas: También pueden aparecer una amplia variedad de síntomas como: dolor abdominal; dolor en pared torácica (síntoma relacionado con costocondritis); dolor en coxis; dolor en región sacroiliaca que puede sugerir sacroilitis, así como síndrome de intestino y irritable. Otras manifestaciones comunes incluyen sequedad ocular, sensibilidad química múltiple y síntomas "alérgicos", palpitaciones, disnea, vulvodinia, dismenorrea, disfunción sexual, fluctuaciones de peso, sudores nocturnos, disfagia, disgeusia, palpitaciones e intolerancia ortostática (45). Algunos pacientes refieren que las condiciones climáticas particulares o los cambios en el clima pueden agravar los síntomas, pero los efectos consistentes de tales condiciones sobre el dolor diario o la fatiga no se han encontrado en la mayoría de los estudios.

Impacto de la Fibromialgia

La FM, al igual que otras enfermedades que cursan con dolor crónico, pueden originar deterioro de la calidad de vida en los pacientes que la sufren, produciendo en algunos casos un impacto importante en el ámbito social y laboral. En este punto, se realizará un abordaje del impacto de la enfermedad en las diferentes esferas de la vida.

Impacto sobre el estado de Salud

El impacto de la FM sobre la Calidad de Vida de los pacientes que la sufren, debe ser valorado al menos en tres dimensiones: percepción de los síntomas; impacto físico/funcional e impacto psicológico. Aunque también se debe considerar el impacto social, que no suele estar recogida en la mayoría de los instrumentos utilizados para la evaluación del paciente con FM.

Estas dimensiones coinciden con las áreas relevantes de impacto desde la perspectiva de los pacientes que sufren la enfermedad:

- Síntomas: dolor, fatiga, trastornos del sueño.
- Problemas emocionales-Cognitivos: depresión, ansiedad, problemas de concentración y problemas de memoria.

- Problemas de actividad y trabajo: reducción de las actividades cotidianas y de ocio, reducción de la actividad física, interrupción de la promoción profesional o educativa.
- Problemas sociales: relaciones familiares y de amistad, así como aislamiento social.

La percepción que la persona tiene del impacto del problema en su estado de salud se considera como una de las principales medidas de resultado para valorar el grado de afectación, su evolución y la eficacia de los tratamientos. En el caso de la FM, la ausencia de pruebas biológicas o radiológicas que indiquen la gravedad, hace especialmente importante valorar el grado de afectación del estado de salud, tanto para la monitorización clínica, como para la toma de decisiones de tratamiento o para los análisis de coste-efectividad (46).

Recientemente, una iniciativa internacional llevada a cabo para resolver los problemas de las medidas de desenlace en las enfermedades reumáticas en los diversos ensayos clínicos, ha centrado su atención en la FM. Se han realizado diversos estudios que han establecido los diferentes dominios de interés en la evaluación de la FM, a través de ejercicios Delphy en grupos de pacientes, profesionales e investigadores. El consenso establecido a lo largo de estos últimos años, reuniones OMERACT 7 (47), OMERACT 8 (48) y OMERACT 9 (49), concluye que los potenciales dominios pertinentes para la evaluación de la FM, en especial en los ensayos clínicos, parecen ser:

- La valoración global de cada paciente del cambio asociado al tratamiento.
- El dolor.
- La fatiga.
- La calidad de vida relacionada con la salud.
- El sueño.
- La depresión.
- La ansiedad.
- La función física.

- La hipersensibilidad al dolor en la exploración física.
- La disfunción cognitiva.

La valoración de la mayoría de estos dominios se ajusta a la estructura multidimensional de la calidad de vida relacionada con la salud antes mencionada. Existen diferentes cuestionarios que evalúan la percepción del estado de salud o de la calidad de vida relacionada con la salud y que consideran las dimensiones arriba expuestas. Algunos se han desarrollado para cualquier tipo de problema de salud y otros son específicos de la patología o problema. La viabilidad y poder discriminatorio de los instrumentos específicos que con más frecuencia se utilizan en FM para evaluar en ensayos clínicos los 11 dominios consensuados arriba expuestos se analizan en una revisión sistemática de ensayos clínicos en FM(50), de los cuales los validados en población española son los siguientes:

Instrumentos específicos utilizados para medir los diferentes dominios de interés en la evaluación de la Fibromialgia que han sido validados en población española.

Dolor:

EAV Dolor mediante papel o diario electrónico.

Brief Pain Inventory (BPI).

Otras no específicas: SF-36 dolor corporal, FIQ escala dolor.

Fatiga:

Multidimensional Fatigue Inventory (MFI).

Fatigue Impact Scale (FIS).

Otras no específicas: SF-36 escala vitalidad, FIQ escala fatiga.

Depresión:

Beck Depression Inventory (BDI).

Hamilton Rating Scale for Depression.

HADS depresión.

Otras no específicas: HAMD sub-escala de Maier, SF-36 componente mental, SF-36 salud mental, FIQ escala depresión.

Ansiedad:

HADS ansiedad.

Otras no específicas: FIQ escala de ansiedad, HAMD subescala de ansiedad y somatización.

Sueño:

MOS Índices de escala del sueño.

Insomnia Severity Index.

Índice de calidad de sueño de Pittsburgh.

Otras no específicas: FIQ escala de descanso,

HAMD subescala sueño.

Rigidez:

FIQ escala de rigidez.

Función física:

SF-36 función física, SF-36 rol físico.

BPI interferencia.

Calidad de vida:

SF-36 componentes mental y físico, FIQ puntuación total, EuroQol 5D función multidimensional.

Valoración global del paciente:

Escala de tipo Likert.

Hipersensibilidad a la exploración

Número de puntos sensibles.

Medidas de umbral por dolorímetro de presión.

Disfunción cognitiva:

Multiple abilities self-report questionnaire.

En nuestro ámbito , el *"Fibromyalgia Impact Questionnaire"* FIQ (51) es el instrumento específico más utilizado para evaluar el impacto de la FM en la calidad de vida. Existen cuatro versiones adaptadas y validadas del FIQ en población española con diferencias entre sí, por lo que, recientemente, se ha propuesto una versión de consenso, el *"Cuestionario de Impacto de la Fibromialgia"* CIF (Tabla 2). Es un instrumento rápido de cumplimentar (en torno a 3 minutos) y muy utilizado tanto en el contexto clínico como en el investigador.

El FIQ como medida de resultado, sería el instrumento de elección para evaluar el impacto global de la FM en el estado de salud. Además, recientemente, se han establecido los siguientes intervalos de gravedad del impacto de la FM utilizando la puntuación total del FIQ: <39 (impacto leve), ≥39 hasta <59 (impacto moderado), ≥59 (grave) (52). Estos autores plantean que un cambio del 14% en la puntuación total del FIQ constituiría el cambio mínimo clínicamente relevante. Sin embargo, estos datos no están validados en población española, por lo que deben ser considerados como una guía.

42

APÉNDICE 1. Cuestionario español de impacto de la fibromialgia: Spanish FIQ (S-FIQ)

Para las preguntas 1-3, señale la categoría que mejor describa sus habilidades o sentimientos durante la última semana. Si usted nunca ha realizado alguna actividad de las preguntadas, déjela en blanco.

1. ¿Usted pudo?

	Siempre	La mayoría de las veces	Ocasionalmente	Nunca
Ir a comprar	0	1	2	3
Lavar la ropa usando la lavadora y la secadora	0	1	2	3
Preparar la comida	0	1	2	3
Lavar los platos a mano	0	1	2	3
Pasar la aspiradora por la alfombra	0	1	2	3
Hacer las camas	0	1	2	3
Caminar varios centenares de metros	0	1	2	3
Visitar a los amigos o a los parientes	0	1	2	3
Cuidar el jardín	0	1	2	3
Conducir un coche	0	1	2	3

2. De los 7 días de la semana pasada, ¿cuántos se sintió bien?
 0 1 2 3 4 5 6 7

3. ¿Cuántos días de trabajo perdió la semana pasada por su fibromialgia?
 (si no trabaja fuera de casa, no conteste esta pregunta)
 0 1 2 3 4 5 6 7

Para las preguntas 4-10, marque en la línea el punto que mejor indique cómo se sintió usted la última semana

4. Cuando trabajó, ¿cuánto afectó el dolor u otros síntomas de la fibromialgia a su capacidad para trabajar?

 No tuve problemas — Tuve grandes dificultades

5. ¿Hasta qué punto ha sentido dolor?

 No he sentido dolor — He sentido un dolor muy intenso

6. ¿Hasta qué punto se ha sentido cansado?

 No me he sentido cansado — Me he sentido muy cansado

7. ¿Cómo se ha sentido al levantarse por la mañana?

 Me he despertado descansado — Me he despertado muy cansado

8. ¿Hasta qué punto se ha sentido agarrotado?

 No me he sentido agarrotado — Me he sentido muy agarrotado

9. ¿Hasta qué punto se ha sentido tenso, nervioso o ansioso?

 No me he sentido nervioso — Me he sentido muy nervioso

10. ¿Hasta qué punto se ha sentido deprimido o triste?

 No me he sentido deprimido — Me he sentido muy deprimido

Tabla 2

Impacto Familiar

En la actualidad no existen trabajos que estudien el impacto que la FM supone en el ámbito familiar. Sin embargo, los pacientes informan del desequilibrio familiar que este problema ocasiona poniendo en riesgo el mantenimiento y calidad de sus relaciones en este contexto. En nuestro ámbito, por tanto, seguimos desconociendo cuatro aspectos fundamentales, aunque es evidente que se deberían de considerar:

- Grado de disrupción familiar desde el punto de vista psicoafectivo, asociado a la FM (previo o posterior a su aparición).
- Cargas familiares secundarias a la aparición de la FM (cambio de roles en los componentes de la familia, redistribución de tareas, pérdida de rol, etc.).
- Pérdidas económicas familiares.
- Patrón de conducta familiar en relación con la FM y su repercusión.

Impacto laboral

El impacto laboral de la FM merece un tratamiento especial más adelante.

Impacto sobre el Sistema Sanitario

Las personas afectas de FM utilizan una gran cantidad de recursos sanitarios con el consiguiente coste económico. En la actualidad, se ha mostrado el efecto beneficioso del diagnóstico de FM sobre el consumo de recursos sanitarios y, por lo tanto, sobre el coste asociado.

En el trabajo de Annemans et al. (2008) (53), en el contexto de la atención primaria del Reino Unido, el diagnóstico de FM supuso un descenso significativo en la petición de pruebas, prescripción de fármacos y derivaciones a especialistas, comparado con la tendencia esperada en el caso de que ese diagnóstico no se hubiese realizado, y utilizando como referencia el uso de recursos sanitarios previo al mismo por parte de estos pacientes. Sólo se observó un incremento inicial sobre lo esperado en el caso de las visitas a atención primaria en el primer año y medio posterior al diagnóstico, pero ese incremento fue seguido de un descenso significativo en torno a los dos-tres años. Todo ello supuso un ahorro debido, fundamentalmente, al descenso del número de pruebas diagnósticas y al descenso de los costes asociados al consumo de medicamentos. Así pues, un mejor conocimiento de la FM puede facilitar un diagnóstico y tratamiento precoces, disminuyendo costes sanitarios.

En España existen pocos trabajos sobre este tema, pero los datos obtenidos sobre el uso de servicios sanitarios son semejantes, por lo que pueden servir para situar el impacto en este ámbito. La media anual de visitas a atención primaria por paciente con FM se sitúa en torno a las 10. En el estudio de Rivera et al (54), el coste medio anual por paciente con FM relacionado con las visitas médicas, fue de 847 euros, el asociado a pruebas diagnósticas fue de 473,5 euros y el de sesiones terapéuticas no médicas (fisioterapia, masajes, hidroterapia, entre otras) de 1.368 euros. En relación con el consumo de fármacos, el gasto medio anual por paciente se sitúa entre 439 euros y 656 euros. En pacientes con FM atendidos en reumatología, el coste medio anual por paciente en el año 2006 se ha cuantificado en 9.982 euros, de los cuales, el 32,5% se atribuye al uso de recursos sanitarios (costes directos) (54).

Impacto laboral de la Fibromialgia (MINISTERIO DE SANIDAD, POLÍTICA SOCIAL E IGUALDAD 2011). ISBN: 978-84-7670-717-3

"En términos globales, los problemas musculoesqueléticos constituyen una de las principales causas de incapacidad temporal en nuestro país (55). Dada la elevada prevalencia de la FM y su mayor frecuencia en la edad productiva, sus repercusiones laborales son importantes. Aunque existen pocos trabajos con información específica sobre FM y están centrados en determinadas zonas geográficas, cabe destacar que en un reciente estudio realizado en Cataluña (56) las personas con FM presentaron una media anual de 21 días de trabajo perdidos debido a este problema. En torno al 30% de las personas con FM estudiadas, tenían una pensión por incapacidad permanente antes de la edad de jubilación, frente al 9,5% del grupo control. Los costes indirectos asociados supusieron el 81% del total de costes ocasionados por la FM. En otro trabajo realizado en España (57) el 43,2% de los pacientes evaluados no estaba en activo en el momento del estudio y, de entre ellos, el 77,6% había trabajado antes. De estos últimos, en torno al 67% informaron que la FM fue la causa de la interrupción del trabajo.

Los datos obtenidos en los dos estudios anteriores muestran que el porcentaje de bajas por incapacidad temporal y el número de días de baja por enfermedad es de 3-4 veces superior a otros trabajadores. Sin embargo, existen discrepancias en los porcentajes de incapacidad permanente por FM, situándose en torno al 12% en algunos trabajos y al 30% en otros. En cualquier caso, en estos trabajos realizados en nuestra población, los porcentajes de personas con FM en activo están en el rango de los obtenidos en otros países, según un estudio de revisión de la literatura que lo sitúa entre un 34% y un 77%.

El impacto laboral de la FM parece estar fuertemente influido por la comorbilidad psicopatológica (ansiedad y depresión), siendo una realidad encontrada también en otros contextos en relación con la presencia de depresión. Otros estudios demuestran que el número de manifestaciones clínicas, la comorbilidad asociada, la intensidad de la fatiga, pero, sobre todo, el trabajo sedentario, caracterizan al grupo de pacientes con FM en situación de incapacidad temporal. En el estudio de revisión antes mencionado la incapacidad para el trabajo secundaria a FM se observaba entre las personas más jóvenes, con mayor comorbilidad, peor capacidad funcional, peor autoeficacia en el manejo del dolor, mayor percepción de interferencia de la sintomatología y mayor intensidad del dolor.

Podemos concluir, por tanto, que en España las enfermedades musculoesqueléticas son una causa importante de incapacidad laboral. Un alto porcentaje de pacientes con FM está en esta situación, aunque no necesa- riamente causada solamente por la propia FM. En relación con los costes totales que supone un problema de salud como la FM, de forma consistente, los de mayor peso son los relacionados con el impacto laboral, en términos de incapacidad laboral, absentismo laboral e incapacidad permanente antes de la jubilación".

Visión actualizada del tratamiento integral y personalizado de la Fibromialgia

El tratamiento de la fibromialgia está dirigido a reducir los principales síntomas de este trastorno, incluidos el dolor crónico generalizado, la fatiga, el insomnio y la disfunción cognitiva. El tratamiento debe ser individualizado y multidisciplinario, involucrando tanto las medidas no farmacológicas como, en la mayoría de los pacientes, la terapia con medicamentos. Algunos pacientes, especialmente aquellos que presentas formas leves y son tratados por los médicos de atención primaria, pueden responder adecuadamente a las medidas no farmacológicas por sí solas.

Los pacientes deben ser bien informados y educados con respecto al diagnóstico y tratamiento, la incertidumbre con respecto a la patogénesis y el papel del paciente en su propio tratamiento.

El ejercicio puede ser un beneficio significativo para el dolor y la función física, y se recomienda la realización de ejercicio aeróbico y el entrenamiento cardiovascular. Las actividades aeróbicas de bajo impacto como caminar rápido, andar en bicicleta, nadar o aeróbicos acuáticos son las más exitosas. El tipo y la intensidad del programa deben ser individualizados y deben basarse en la preferencia del paciente y la presencia de otras comorbilidades.

En pacientes que presentan formas moderadas, se recomienda añadir medicamentos (p. Ej., Amitriptilina, duloxetina, milnacipran o pregabalina) como el siguiente paso para el tratamiento de los síntomas asociados con la fibromialgia, en lugar de solo medidas no farmacológicas. En general, los medicamentos deben comenzarse en dosis bajas y deben desarrollarse lentamente.

Se sugiere iniciar el tratamiento con una dosis baja de un medicamento tricíclico durante la noche (p. Ej., Amitriptilina). La dosis inicial de amitriptilina suele ser de 10 mg una a tres horas antes de acostarse, aumentada en 5 mg a intervalos de dos semanas hasta la dosis mínima requerida (por ejemplo, de 25 a 50 mg). La dosis puede estar limitada por efectos secundarios adversos, especialmente en adultos mayores. En pacientes con síntomas leves a moderados, la ciclobenzaprina es una alternativa a la amitriptilina.

En pacientes que no responden a dosis bajas de tricíclicos o que tienen efectos secundarios intolerables, la elección de los medicamentos se basa en la preferencia del paciente, los síntomas del paciente y las comorbilidades.

En aquellos pacientes que tienen problemas más graves debido a la fatiga, se sugiere el uso de un inhibidor doble de la absorción. Los ejemplos incluyen duloxetina de 20 a 30 mg en el desayuno, gradualmente aumentada a 60 mg / día, o milnacipran 12.5 mg cada mañana, aumentando gradualmente según se tolera a 50 mg dos veces al día.

En pacientes con problemas más severos con el sueño, se recomienda el tratamiento con pregabalina tomada a la hora de acostarse. El tratamiento se inicia a una dosis de 25 a 50 mg a la hora de acostarse y se ajusta al alza según se tolere a entre 300 y 450 mg / día. La gabapentina es una alternativa aceptable para pacientes para quienes las limitaciones de costo o regulatorias limitan la disponibilidad de pregabalina.

En pacientes que no responden a un programa que incluye educación, ejercicio y monoterapia con medicamentos, utilizamos intervenciones adicionales, como combinaciones de medicamentos, intervenciones psicológicas y terapia física supervisada, y podemos obtener consultas adicionales con otros especialistas.

DISCUSIÓN

La FM es una enfermedad con una alta prevalencia y gran repercusión en la calidad de vida del paciente. Actualmente se considera una de las principales causas de Incapacidad Laboral en los población de los países desarrollados. Debido a ello, es cada vez más la demanda de una buena evaluación y valoración de la Capacidad Laboral de esta enfermedad.

En los últimos tiempos la FM ha originado cierta controversia en el ámbito de la evaluación de la incapacidad laboral, constituyéndose como un verdadero problema médico-legal. Debido a esto, se ha considerado de especial importancia poner en conocimiento, mediante la realización de este trabajo, los principales conceptos sobre los diferentes grados de incapacidad, así como la realización de una revisión profunda y actualizada sobre los principales aspectos médicos de la enfermedad.

Se considera que en términos globales, los problemas musculo esqueléticos constituyen una de las principales causas de incapacidad en nuestro país. Teniendo en cuanta la elevada prevalencia de la FM, así como su mayor incidencia en la edad productiva y como consecuencia un mayor impacto laboral, después de haber analizado los diferentes estudios españoles a cerca de las incapacidades laborales secundarias a esta enfermedad, se ha considerado oportuno poner en conocimiento una serie de conceptos fundamentales para cualquier valorador.

En primer lugar para la realización de una correcta valoración de las capacidades laborales de la FM, se considera como requisito indispensable conocer los diferentes grados de invalidez e incapacidad laboral. Para lo cual, en este manual se describe de forma explícita los conceptos básicos que todo valorador debe saber, como el de incapacidad laboral temporal y permanente y tipos de contingencias. Así como los requisitos que un apaciente debe cumplir para acceder a las diferentes formas de incapacidad.

La FM desde sus primeras descripciones ha presentado diferentes denominaciones. En la actualidad, a pesar de la controversia existente entre muchos médicos y la resistencia a reconocerla como enfermedad, se encuentra definida como tal según la OMS desde 1992, constituyendo una de las patologías más representativas de dolor intenso crónico en la población de los países desarrollados. Debido a que se trata de una enfermedad donde aparece una amplia variedad de sintomatología poco específica, es necesario la realización de un correcto diagnóstico, con el objeto de no clasificar a paciente con sintomatología parecida o simuladores como FM. En este sentido, a todo paciente con FM es necesario la realización de una valoración inicial donde se incluye una exhaustiva anamnesis, exploración física y la solicitud pruebas complementarias de rutina como son una analítica general. En caso de que se sospeche la existencia de otra patología como causa de la FM o bien alguna patología concomitante, se podrían ampliar la batería de pruebas complementarias intentando identificarla. Como he comentado anteriormente, es de vital importancia la realización de un correcto diagnóstico. Hasta hace poco tiempo, sólo se contaban con los criterios de clasificación de la ***American College of Rheumatology (ACR)*** para la fibromialgia que fueron publicados en ***1990*** y se han utilizado en la mayoría de los ensayos clínicos y terapéuticos realizados hasta el momento (6). En cambio son menos útiles para diagnosticar FM en la práctica clínica habitual. Los criterios ACR se basaron en las opiniones de los expertos reumatólogos sobre los hallazgos óptimos históricos y físicos que podrían diferenciar a los pacientes con FM de aquellos con otras enfermedades reumáticas y formas de dolor crónico. Recientemente, algunos investigadores han abogado por no utilizar los criterios de clasificación ACR de 1990, argumentando que el diagnóstico de FM no debe depender exclusivamente de los síntomas (7). En la practica clínica, a menudo no se realizan los recuentos de los puntos sensibles, y la mayoría de los médicos no se encuentran entrenados para la realización de forma correcta dicha exploración. Debido a esto, recientemente han aparecido publicados los ***Criterios diagnósticos preliminares de ACR para 2010***. Estos nuevos criterios proporcionan un enfoque alternativo para el diagnóstico y clasificación de esta patología, que no requiere un examen de los puntos sensibles, proporcionando en su lugar una escala para la medición de la severidad de los síntomas característicos de la FM.

Del mismo modo, también reconocen la importancia de los problemas cognitivos y síntomas somáticos en pacientes con FM que no fueron considerados en los criterios de clasificación de 1990.

A pesar que la FM se considera una enfermedad definida, no siempre se manifiesta de la misma manera, pudiendo predominar en algunos pacientes una determinada patología sobre otra, motivo por el cual se han establecido diferentes subgrupos de paciente que se encuentran definidos en el apartado correspondiente. Estos subgrupos, podrían sernos de gran utilidad a la hora de delimitar las diferentes limitaciones a la hora de la realización de un trabajo determinado, así como para ser considerados como predictores de respuesta a un determinado tratamiento.

Des mismo modo, también se considera fundamental para cualquier médico evaluador el conocimiento del amplio espectro sintomático de esta enfermedad. Debido a ello, se ha descrito de forma detallada cada uno de los síntomas que aparecen en la misma. Igualmente, con el objeto de profundizar en el conocimiento de sus causas, se ha realizado una revisión sistemática de la literatura sobre su etiopatogenia, llegando a la conclusión de que se trata de una disfunción profunda y extensa del sistema nociceptivo que hace que el paciente presente dolor continuo e intenso, activación permanente del sistema de alerta y agotamiento de los mecanismos de control, y como consecuencia aparecen alteraciones en el descanso nocturno, cansancio o fatiga intensa y alteraciones de la esfera cognitiva y emocionales. Esto hace que se produzca en la mayoría de los casos un fracaso en los mecanismos de adaptación.

La FM, al igual que otras enfermedades que cursan con dolor crónico, pueden originar deterioro de la calidad de vida en los pacientes que la sufren, produciendo en algunos casos un impacto importante en el ámbito social y laboral. En este sentido, se ha analizado el impacto que ocasiona esta enfermedad en la calidad de vida de los pacientes que la padecen , así como las repercusiones en las áreas sociales, familiares y laborales. Del mismo modo se ha puesto en conocimiento del médico evaluador los diferentes cuestionarios que pueden emplearse para la valoración de la calidad y capacidad funcional del paciente, tales como el FIQ; SF-36 entre otros.

Por último, se ha apartado una visión general del tratamiento de la fibromialgia, haciendo hincapié, que el tratamiento de esta enfermedad debe ser multidisciplinar contando con tres pilares básicos: tratamiento farmacológico, acompañamiento psicoterapéutico y ejercicio físico.

CONCLUSIONES

- La FM es una enfermedad reconocida por la OMS en 1992 considerada en la actualidad como una de las patologías más representativas del dolor crónico en países desarrollados.
- Se trata de una enfermedad que es causa de controversia en el ámbito de la evaluación de la capacidad laboral, considerándose un verdadero problema de salud en la sociedad actual.
- Es fundamental para la realización de la valoración de Incapacidad el conocer la fisiopatología, las manifestaciones y las diferentes formas clínicas de esta patología.
- La FM origina un deterioro importante de la calidad de vida de los pacientes que la sufren, ocasionando un grave impacto en le ámbito socio-laboral.
- La aplicación de los actuales criterios de clasificación de la FM favorece la realización de un correcto diagnóstico, siendo este necesario para una adecuada valoración y reducción en gran medida del impacto laboral de la misma.
- Un diagnóstico precoz y la aplicación de un tratamiento multidisciplinar podría contribuir a minimizar las consecuencias en el ámbito laboral.

BIBLIOGRAFÍA

1. Wolfe F, Smythe HA, Yunus MB, et al. The American College of Rheumatology 1990 Criteria for the Classification of Fibromyalgia. Report of the Multicenter Criteria Committee. Arthritis Rheum 1990; 33(2):160-172.
2. Gowers WR. A lectura on lumbago. Its lessons and Analogues: Delivered at the National Hospital for the Paralysed and Epileptic. Br Med J Jan 16; 1: 117-121.
3. Clauw DJ. Fibromyalgia: a clinical review. JAMA 2014; 311: 1547
4. Viola-Saltzman M, Watson NF, Bogat A, et al. High prevalence of restless legs síndrome among patients with fibromialgia: a controlled cross-selectional. Study. J Clin Sleep Med 2010; 6:423.
5. Aguglia A, Salvi V, Maina G, et al. Fibromyalgia síndrome and depresive symptoms: comorbility and clinical correlates. J Affect Disord 2011; 128:262.
6. Wofe F, Smythe HA, Yunes MB, et al. The American College of Rheumatology 1990. Criteria For Classification of Fibromyalgia. Report of the Multicenter Criteria Committee. Arthritis Rheuma 1990; 33:160.
7. Wolfe F, Clauw DJ, Fitzcharles MA, Goldenberg DL, Katz RS, Mease P, Russell AS, Russell IJ, Winfield JB, Yunus MB. The American College of Rheumatology preliminary diagnostic criteria for fibromyalgia and measurement of symptom severity. Arthritis Care Res (Hoboken). 2010;62(5):600.
8. *Actas Esp Psiquiatr 2010;38(2):108-120*
9. Giesecke T, Williams DA, Harris RE, Cupps TR, Tian X, Tian TX, et al. Subgrouping of fibromyalgia patients on the basis of pres- sure-pain threshold and psychological factors. Arthritis Rheum 2004;50:2716–7.
10. Müller W, Schneider EM, Stratz T.The classification of fibromyal- gia syndrome. Rheumatol Int 2007;27:1005–10.
11. Thieme K, Turk DC, Flor H. Comorbid depression and anxiety in fibromyalgia syndrome: relationship to somatic and psychosocial variables. Psychosom Med 2004;66:837–44.
12. Hasset AL, Simonelli LE, Radvanski DC, Buyske S, Savage SV, Sigal LH. The relationship between affect balance style and clinical outcomes in fibromyalgia. Arthritis Rheum 2008;59:833–40.
13. Sarzi-Puttini P, Atzeni F, Mease PJ. Chronic widespread pain: from peripheral to central evolution. Best Pract Res Clin Rheumatol. 2011 Apr;25(2):133-9.
14. Cordero MD, de Miguel M, Carmona-López I, Bonal P, Campa F, Moreno-Fernández AM. Oxidative stress and mitochondrial dysfunction in fibromyalgia. Neuro Endocrinol Lett. 2010;31(2):169.
15. Buskila D, Sarzi-Puttini P. Biology and therapy of fibromyalgia. Genetic aspects of fibromyalgia syndrome. Arthritis Res Ther. 2006;8(5):218.
16. Dadabhoy D, Crofford LJ, Spaeth M, Russell IJ, Clauw DJ. Biology and therapy of fibromyalgia. Evidence-based biomarkers for fibromyalgia syndrome. Arthritis Res Ther. 2008;10(4):211. Epub 2008 Aug 8.
17. Staud R, Weyl EE, Riley JL 3rd, Fillingim RB. Slow temporal summation of pain for assessment of central pain sensitivity and clinical pain of fibromyalgia patients. PLoS One. 2014;9(2):e89086. Epub 2014 Feb 18.
18. Dadabhoy D, Crofford LJ, Spaeth M, Russell IJ, Clauw DJ. Biology and therapy of fibromyalgia. Evidence-based biomarkers for fibromyalgia syndrome. Arthritis Res Ther. 2008;10(4):211. Epub 2008 Aug 8.

19. Salemi S, Aeschlimann A, Wollina U, Gay RE, Michel BA, Gay S, Sprott H. Up-regulation of delta-opioid receptors and kappa-opioid receptors in the skin of fibromyalgia patients. Arthritis Rheum. 2007;56(7):2464.
20. Russell IJ, Orr MD, Littman B, Vipraio GA, Alboukrek D, Michalek JE, Lopez Y, MacKillip F. Elevated cerebrospinal fluid levels of substance P in patients with the fibromyalgia syndrome. Arthritis Rheum. 1994;37(11):1593.
21. Kwiatek R, Barnden L, Tedman R, Jarrett R, Chew J, Rowe C, Pile K. Regional cerebral blood flow in fibromyalgia: single-photon-emission computed tomography evidence of reduction in the pontine tegmentum and thalami. Arthritis Rheum. 2000;43(12):2823.
22. Wood PB, Patterson JC 2nd, Sunderland JJ, Tainter KH, Glabus MF, Lilien DL. Reduced presynaptic dopamine activity in fibromyalgia syndrome demonstrated with positron emission tomography: a pilot study. J Pain. 2007;8(1):51. Epub 2006 Oct 4.
23. Sarzi-Puttini P, Atzeni F, Mease PJ. Chronic widespread pain: from peripheral to central evolution. Best Pract Res Clin Rheumatol. 2011 Apr;25(2):133-9.
24. Kuchinad A, Schweinhardt P, Seminowicz DA, Wood PB, Chizh BA, Bushnell MC. Accelerated brain gray matter loss in fibromyalgia patients: premature aging of the brain?. J Neurosci. 2007;27(15):4004.
25. Burgmer M, Gaubitz M, Konrad C, Wrenger M, Hilgart S, Heuft G, Pfleiderer B. Decreased gray matter volumes in the cingulo-frontal cortex and the amygdala in patients with fibromyalgia. Psychosom Med. 2009;71(5):566.
26. Harris RE, Sundgren PC, Craig AD, Kirshenbaum E, Sen A, Napadow V, Clauw DJ. Elevated insular glutamate in fibromyalgia is associated with experimental pain. Arthritis Rheum. 2009;60(10):3146.
27. Foerster BR, Petrou M, Edden RA, Sundgren PC, Schmidt-Wilcke T, Lowe SE, Harte SE, Clauw DJ, Harris RE. Reduced insulary-aminobutyric acid in fibromyalgia. Arthritis Rheum. 2012 Feb;64(2):579-83.
28. Kim DJ, Lim M, Kim JS, Son KM, Kim HA, Chung CK. Altered white matter integrity in the corpus callosum in fibromyalgia patients identified by tract-based spatial statistical analysis. Arthritis Rheumatol. 2014 Nov;66(11):3190-9.
29. Roizenblatt S, Neto NS, Tufik S. Sleep disorders and fibromyalgia. Curr Pain Headache Rep. 2011;15(5):347.
30. Rizzi M, Sarzi-Puttini P, Atzeni F, Capsoni F, Andreoli A, Pecis M, Colombo S, Carrabba M, Sergi M. Cyclic alternating pattern: a new marker of sleep alteration in patients with fibromyalgia?. J Rheumatol. 2004;31(6):1193.
31. Moldofsky H. The significance of dysfunctions of the sleeping/waking brain to the pathogenesis and treatment of fibromyalgia syndrome. Rheum Dis Clin North Am. 2009;35(2):275.
32. **Adler GK, Kinsley BT, Hurwitz S, Mossey CJ, Goldenberg DL. Reduced hypothalamic-pituitary and sympathoadrenal responses to hypoglycemia in women with fibromyalgia syndrome. Am J Med. 1999;106(5):534.**
33. McLean SA, Williams DA, Stein PK, Harris RE, Lyden AK, Whalen G, Park KM, Liberzon I, Sen A, Gracely RH, Baraniuk JN, Clauw DJ. Cerebrospinal fluid corticotropin-releasing factor concentration is associated with pain but not fatigue symptoms in patients with fibromyalgia. Neuropsychopharmacology. 2006;31(12):2776. Epub 2006 Aug 23.
34. Weissbecker I, Floyd A, Dedert E, Salmon P, Sephton S. Childhood trauma and diurnal cortisol disruption in fibromyalgia syndrome. Psychoneuroendocrinology. 2006;31(3):312. Epub 2005 Nov 7.
35. Wingenfeld K, Heim C, Schmidt I, Wagner D, Meinlschmidt G, Hellhammer DH. HPA axis reactivity and lymphocyte glucocorticoid sensitivity in fibromyalgia syndrome and chronic pelvic pain. Psychosom Med. 2008;70(1):65. Epub 2007 Dec 24.
36. Wingenfeld K, Heim C, Schmidt I, Wagner D, Meinlschmidt G, Hellhammer DH. HPA axis reactivity and lymphocyte glucocorticoid sensitivity in fibromyalgia syndrome and

chronic pelvic pain. Psychosom Med. 2008;70(1):65. Epub 2007 Dec 24.
37. El Maghraoui A, Tellal S, Achemlal L, Nouijai A, Ghazi M, Mounach A, Bezza A, Derouiche el M. one turnover and hormonal perturbations in patients with fibromyalgia. Clin Exp Rheumatol. 2006;24(4):428.
38. Solano C, Martinez A, Becerril L, Vargas A, Figueroa J, Navarro C, Ramos-Remus C, Martinez-Lavin M. Autonomic dysfunction in fibromyalgia assessed by the Composite Autonomic Symptoms Scale (COMPASS). J Clin Rheumatol. 2009 Jun;15(4):172-6.
39. Maekawa K, Twe C, Lotaif A, Chiappelli F, Clark GT. Function of beta-adrenergic receptors on mononuclear cells in female patients with fibromyalgia. J Rheumatol. 2003;30(2):364.
40. Lerma C, Martinez A, Ruiz N, Vargas A, Infante O, Martinez-Lavin M. Nocturnal heart rate variability parameters as potential fibromyalgia biomarker: correlation with symptoms severity. Arthritis Res Ther. 2011;13(6):R185. Epub 2011 Nov 16.
41. Staud R. Peripheral pain mechanisms in chronic widespread pain. Best Pract Res Clin Rheumatol. 2011;25(2):155.
42. Glass JM. Cognitive dysfunction in fibromyalgia and chronic fatigue syndrome: new trends and future directions. Curr Rheumatol Rep. 2006;8(6):425.
43. Glass JM. Cognitive dysfunction in fibromyalgia and chronic fatigue syndrome: new trends and future directions. Curr Rheumatol Rep. 2006;8(6):425.
44. de Tommaso M, Federici A, Serpino C, Vecchio E, Franco G, Sardaro M, Delussi M, Livrea P. Clinical features of headache patients with fibromyalgia comorbidity. J Headache Pain. 2011 Dec;12(6):629-38. Epub 2011 Aug 17.
45. Aggarwal VR, McBeth J, Zakrzewska JM, Lunt M, Macfarlane GJ. The epidemiology of chronic syndromes that are frequently unexplained: do they have common associated factors?. Int J Epidemiol. 2006 Apr;35(2):468-76. Epub 2005 Nov 22.
46. Collado A, Alijotas J, Benito P, Alegre C, Romera M, Sañudo I, et al. Documento de consenso sobre el diagnóstico y tratamiento de la fibromialgia en Cataluña. Medicina Clínica. 2002; 118(19):745-49.
47. Mease PJ, Arnold LM, Bennett R, et al. Fibromyalgia syndrome. J Rheumatol. 2007;34:1415-25.
48. Mease PJ, Arnold LM, Crofford LJ, et al. Identifying the clinical domains of fibromyalgia: Contributions from clinical and patients delphi exercises. Arthritis Care Res. 2008;59:952-60.
49. Mease PJ, Lesley M. A, Choy EH, et al. Fibromyalgia Syndrome Module at OMERACT 9: Domain Construct. J Rheumatol. 2009; 36:2318-29.
50. Carville SF, Choy EH. Systematic review of discriminating power of outcome measures used in clinical trials of fibromyalgia. J Rheumatol. 2008; 35:2094-05.
51. Burckhardt CS, Clark SR, Bennett RM. The Fibromyalgia Impact Questionnaire: Development and validation. J Rheumatol. 1991; 12(5):728-33.
52. Bennet R, Bushmakin A, Cappelleri J, Zlateva G, Sadosky A. Minimal clinically important difference in the fibromyalgia impact questionnaire. J Rheumatol. 2009; 36(6):1304-11.
53. Annemans L, Wessley S, Spaepen E, et al. Health economics consequences related to the diagnosis of Fibromyalgia Syndrome. Arthritis & Rheum. 2008; 58(3):895-02.

54. Rivera J, Rejas J, Esteve-Vives J, Vallejo MA; Grupo ICAF. Resource utilisation and health care costs in patients diagnosed with fibromialgia in Spain. Clin Exp Rheum. 2009; 27(suppl. 56):S39-45.

55. Abásolo L, Carmona L, Lajas C, Candelas G, Blanco M, Loza E, Hernández-García C, Jover J. Prognostic factors in short-term disability due to Musculoskeletal Disorders. Arthri- tis & Rheum. 2008; 59(4):489-96.

56. Sicras-Mainar A, Rejas J, Navarro R, Blanca M, Morcillo A, Larios R, Velasco S, Villaroya C. Treating patients with fibromylagia in primary care settings under routine medical prac- tice: a claim database cost and burden of illness study. Arthritis Research & Therapy. 2009; 11(2):R54.

57. Rivera J, Rejas J, Vallejo MA, Esteve-Vives J; Grupo ICAF. Situación laboral y gasto sanitario en pacientes con Fibromialgia. Reumatología Clínica. 2009; 5:145 doi: 10.3252/pso.es.35ser.2009

www.ingramcontent.com/pod-product-compliance
Lightning Source LLC
Chambersburg PA
CBHW070852220526
45466CB00005B/1961